Fahreignung bei kardiovaskulären Erkrankungen

Update 2023

W0180618

herausgegeben vom

Vorstand der Deutschen Gesellschaft für Kardiologie – Herz- und Kreislaufforschung e.V.

im Auftrag der

Kommission für Klinische Kardiovaskuläre Medizin

bearbeitet von:

Hermann H. Klein, Lars Eckardt*, Christian Perings*

* Für die Kommission für Klinische Kardiovaskuläre Medizin

Im Einvernehmen mit:

Deutsche Gesellschaft für Verkehrsmedizin e.V. (DGVM)

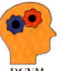

DGVM

Zusammenfassung

Kardiovaskuläre Erkrankungen (z. B. Synkope, Rhythmusstörungen, plötzlicher Herztod) können im Straßenverkehr zu einem plötzlichen Kontrollverlust am Steuer führen. Um diese krankheitsbedingte Unfallgefahr zu vermindern, hat das deutsche Bundesministerium für Digitales und Verkehr Verordnungen (Anlage 4 der Fahrerlaubnisverordnung, FeV) und Empfehlungen (Begutachtungsleitlinien der Bundesanstalt für Straßenwesen) erlassen, die regeln, wann Patienten* mit Erkrankungen fahrgeeignet oder fahrungeeignet sind. Bei den Fahrern von Fahrzeugen ist zwischen Gruppe 1-Fahrern (privater PKW-Fahrer) und Gruppe 2-Fahrern (Fahrer von LKW, Bus, gewerblicher Personentransport) zu unterscheiden. Die Beurteilung der Fahreignung obliegt primär dem behandelnden Arzt, der den Patienten über eine fehlende Fahreignung informieren muss. Basis der behördlichen Verordnungen und Vorgaben ist eine Expertengruppe der Europäischen Union (New Standards for Driving and Cardiovascular Diseases), die anhand wissenschaftlicher Literatur die Wahrscheinlichkeit für einen plötzlichen Kontrollverlust bei kardiovaskulären Erkrankungen eingeschätzt hat. Bei üblicher Fahrzeit wird von fehlender Fahreignung ausgegangen, wenn für Gruppe 1-Fahrer die Wahrscheinlichkeit für einen plötzlicher Kontrollverlust von mehr als 20–40 % pro Jahr und für Gruppe 2-Fahrer von mehr als 2 % pro Jahr berechnet wird.

Die Pocket-Leitlinie „Fahreignung bei kardiovaskulären Erkrankungen" der Deutschen Gesellschaft für Kardiologie fasst die 2023 vorliegenden behördlichen Verordnungen und Empfehlungen in Tabellenform zusammen (Anlage 4 der Fahrerlaubnisverordnung, Begutachtungsleitlinien der Bundesanstalt für Straßenwesen, Bericht der Expertengruppe für Fahren und kardiovaskuläre Erkrankungen der Europäischen Union vom Oktober 2013).

---

* Aus Gründen der Lesbarkeit wird darauf verzichtet, geschlechterspezifische Formulierungen zu verwenden. Personenbezogene Bezeichnungen beziehen sich auf alle Geschlechter.

Präambel

Diese Pocket-Leitlinie ist eine Stellungnahme der Deutschen Gesellschaft für Kardiologie – Herz- und Kreislaufforschung e.V. (DGK), die Ärzten und Patienten die Entscheidungsfindung zur Fahreignung bei kardiovaskulären Erkrankungen erleichtern soll. Die Empfehlungen basieren auf den im Jahre 2023 vorliegenden Vorschriften der Anlage 4 der Fahrerlaubnisverordnung (FeV), den aktuellen Begutachtungsleitlinien der Bundesanstalt für Straßenwesen (BASt) und den Vorgaben einer Expertenkommission der Europäischen Union. Diese Vorgaben der Expertenkommission der Europäischen Union, veröffentlicht in „New Standards for Driving and Cardiovascular Diseases", die auf dem Wissensstand von 2013 beruhen, sind verpflichtend in den Ländern der Europäischen Union umzusetzen. Da zu den Grundlagen der Verordnungen und Empfehlungen keine wissenschaftlich gut fundierten Untersuchungen, sondern meist retrospektive Beobachtungsstudien vorliegen, wird auf die Angabe von Evidenzen verzichtet.

Diese Pocket-Leitlinie ersetzt nicht die ärztliche Evaluation des individuellen Patienten und die Anpassung der Empfehlung an dessen spezifische Situation. Abweichungen von den Empfehlungen der Begutachtungsleitlinien der BASt, den Vorschriften der Fahrerlaubnisverordnung und den Vorgaben der Expertenkommission der Europäischen Union sind im gut begründeten Einzelfall durch einen Arzt/Facharzt möglich und zu dokumentieren. Dies gilt insbesondere für die in den Tabellen der vorliegenden Pocket-Leitlinie vorhandenen Anmerkungen zu den vorgegebenen Zeiträumen einer fehlenden Fahreignung.

Inhalt

1. Grundlegende Überlegungen zur Fahreignung

1.1 Fahrerlaubnis

Die allgemeinen Regelungen für die Teilnahme am Straßenverkehr in der Bundesrepublik Deutschland sind unter anderem in der Fahrerlaubnisverordnung (FeV) mit Anlagen festgelegt [1], die in unregelmäßigen Abständen in Teilen aktualisiert wird. Bei der Beurteilung der Auswirkung von Krankheiten oder Mängeln auf die Fahreignung werden zwei Gruppen von Fahrerlaubnisklassen unterschieden. Eine Gruppe wird in erster Linie von den Fahrerlaubnisklassen für Krafträder und Kraftwagen bis 3500 kg Gesamtmasse mit maximal 8 Sitzplätzen gebildet (Klassen A, A1, A2, B, BE, AM, L, T = Gruppe 1), die andere Gruppe betrifft die Fahrerlaubnis für Kraftfahrzeuge über 3500 kg Gesamtmasse, Kraftfahrzeuge zur Personenbeförderung mit mehr als 8 Sitzplätzen und Kraftfahrzeuge zur gewerblichen Personenbeförderung wie Taxen, Mietwagen, Krankenwagen (C, C1, CE, C1E, D, D1, DE, D1E, FzF = Gruppe 2). Zur sprachlichen Vereinfachung werden im Folgenden die Fahrer der Gruppe 1 als Privatfahrer, die der Gruppe 2 als Berufsfahrer bezeichnet.

1.2 Information des Patienten zu einer fehlenden Fahreignung

Der behandelnde Arzt ist verpflichtet, einen Patienten über eine fehlende Fahreignung durch eine Erkrankung zu informieren. Die Informationspflicht ergibt sich aus dem Patientenvertrag und dem §630 des Bürgerlichen Gesetzbuches (BGB). Das Unterlassen einer notwendigen Information wird als Behandlungsfehler gewertet. Die stattgehabte Information ist zu dokumentieren.

1.3 Abschätzung der Schädigungswahrscheinlichkeit durch einen kardiovaskulär bedingten plötzlichen Kontrollverlust am Steuer

Zur Abschätzung der Fahreignung hat die Kanadische Kardiologische Gesellschaft (Canadian Cardiovascular Society, CCS) eine Berechnungsformel für die Schädigungswahrscheinlichkeit durch eine plötzliche Fahrunfähigkeit unter Einbeziehung der Auftretenswahrscheinlichkeit eines solchen Kontrollverlustes bei spezifischen kardiovaskulären Erkrankungen aufgestellt (Risk of Harm Formula) [2]. Die Gleichung lautet:

$$\text{Schädigungswahrscheinlichkeit} = TD \times V \times SCI \times Ac$$

TD (time spent behind the wheel) entspricht der Zeit am Steuer oder der gefahrenen Strecke, V (vehicle) steht für die Art des Kraftfahrzeuges, SCI (sudden cardiac incapacitation) für das Risiko eines plötzlichen kardiovaskulär bedingten Kontrollverlustes und Ac (accident risk) für die Wahrscheinlichkeit, dass ein solches Ereignis tödlich oder mit anderen schwerwiegenden Verletzungsfolgen für Verkehrsteilnehmer ausgeht. Folgendes Beispiel erläutert den Gebrauch der „Risk of Harm Formula". Für einen 50 Jahre alten LKW-Fahrer, der 3-6 Monate vorher problemlos einen Herzinfarkt überstanden hat, keine Einschränkung der linksventrikulären Funktion aufweist und nicht über Angina pectoris klagt, wird mit einer Wahrscheinlichkeit von etwa 1% pro Jahr ein plötzlicher Kontrollverlust (sudden cardiac incapacitation) durch plötzlichen Herztod, Herzrhythmusstörung, Synkope oder Schlaganfall auftreten. Tritt dieses Ereignis am Steuer auf, wird es mit einer Wahrscheinlichkeit von etwa 2% zu einem schweren Unfall, eventuell mit Todesfolge, führen (Ac). Für einen Lastkraftwagen oder Bus wird in der Formel V=1 (V = vehicle) eingesetzt, für einen PKW 0,28. Berufskraftfahrer verbringen etwa 25% ihrer Zeit am Steuer, Privatfahrer etwa 4%. Setzt man diese Angaben für einen LKW/Bus-Fahrer in die Formel für die Schädigungswahrscheinlichkeit ein, erhält man folgende Berechnung:

Schädigungswahrscheinlichkeit =
0,25 (TD) x 1 (V) x 0,01 (SCI) x 0,02 (AC) = 0,00005

Dies entspricht einer Wahrscheinlichkeit von 1 zu 20.000 (= 0,00005) im Jahr, dass der oben beschriebene Patient als Berufskraftfahrer einen Unfall mit Todesfolge oder schwerer Verletzung bei anderen Straßenbenutzern hervorruft.

Diese Risikoberechnung lässt sich auch auf Taxifahrer und Privatfahrer mit verschiedenen Herz-Kreislauf-Erkrankungen übertragen. Der Taxifahrer, der aufgrund einer kardiovaskulären Erkrankung eine Wahrscheinlichkeit für einen plötzlichen Kontrollverlust von 3,6% pro Jahr hat, würde für die Allgemeinheit ein ähnliches Risiko von 1:20.000 pro Jahr für einen schweren Unfall bedeuten, wie der vorher im Beispiel beschriebene LKW-Fahrer. Privatfahrer verbringen etwa 30 Minuten bis 1 Stunde pro Tag (ca. 4% ihrer Zeit) am Steuer. Um ein ähnliches Unfallrisiko mit bedeutsamer Schädigungsfolge von 1:20.000 für die Allgemeinheit darzustellen, müsste bei Privatfahrern eine Wahrscheinlichkeit von 22,3% pro Jahr für einen plötzlichen Kontrollverlust durch eine kardiovaskuläre Erkrankung vorliegen.

Annäherungsweise sind die Wahrscheinlichkeiten für einen plötzlichen kardiovaskulär bedingten Kontrollverlust von 1% pro Jahr für LKW- und Busfahrer, 3,6% für Taxifahrer und 22,3% für Privatfahrer in ihrem Schädigungsrisiko (1:20.000/Jahr) für die Gesellschaft vergleichbar. Eine fehlende Fahreignung für Privatfahrer bei üblicher Zeit am Steuer ist definiert, wenn die Wahrscheinlichkeit für einen plötzlichen Kontrollverlust von >20-40% pro Jahr zu vermuten ist. Bei Berufsfahrern mit üblicher

Fahrzeit pro Tag wird von fehlender Fahreignung ausgegangen, wenn die Wahrscheinlichkeit eines plötzlichen Kontrollverlustes >2 % pro Jahr ist [3]. Im Gegensatz zum Positionspapier der Deutschen Gesellschaft für Kardiologie (DGK) zur Fahreignung bei kardiovaskulären Erkrankungen [4] wird in dieser Pocket-Leitlinie nicht zwischen Taxi- und Busfahrern unterschieden, da diese differenzierte Betrachtung der Risiken in der Expertengruppe der Europäischen Union keine Mehrheit fand [3].

1.4 Fahreignung nach kardiovaskulären Eingriffen

Nach kardiovaskulären Eingriffen wie etwa einer Bypass-Operation ist mit einer Rekonvaleszenzphase zu rechnen, in der aufgrund einer allgemeinen körperlichen Schwäche oder auch einer postoperativ prolongierten kognitiven Einschränkung keine Fahrsicherheit gegeben sein kann. Für diese Situation ist die oben beschriebene Formel zur Abschätzung der Schädigungswahrscheinlichkeit nicht anwendbar. Man kann daher für solche Bedingungen nur Empfehlungen aussprechen, die auf allgemeiner klinischer Erfahrung und nicht auf wissenschaftlichen Erkenntnissen beruhen und ggfs. individuell bewertet werden sollten.

1.5 Entwicklung der Beurteilungskriterien zur Fahreignung von Patienten mit Herz-Kreislauf-Erkrankungen in den letzten beiden Jahrzehnten

Von der Veröffentlichung des Positionspapieres der DGK zur Fahreignung bei kardiovaskulären Erkrankungen im Jahr 2010 bis Ende 2016 bestand für den behandelnden Arzt Unsicherheit, nach welchen Empfehlungen er die Fahreignung eines Patienten mit Herz-Kreislauf-Erkrankungen zu beurteilen hat. Das Positionspapier der DGK zeichnete sich durch transparente, nachvollziehbare und auf Studien begründete Empfehlungen zur Fahreignung aus [4]. Im Gegensatz dazu standen die behördlichen Begutachtungsleitlinien der Bundesanstalt für Straßenwesen [5]. Auf welchen medizinischen Kenntnisstand sich die Leitlinien der BASt stützten, ließ sich ihnen nicht entnehmen. Zwischen 2010 und 2013 erarbeitete eine Expertengruppe der Europäischen Union (EU) Empfehlungen zur Fahreignung bei kardiovaskulären Erkrankungen [3]. Ihre Arbeit „New Standards for Driving and Cardiovascular Diseases" wurde den Verkehrsministerien der EU-Länder mit der Auflage übermittelt, diese Standards für die Fahreignung bei Herz-Kreislauf-Erkrankungen in den einzelnen EU-Ländern einzuführen. Der Aufbau der Arbeit der Expertengruppe entsprach dem Positionspapier der DGK, das zum Zeitpunkt des zweiten Treffens der Expertengruppe in Brüssel bereits veröffentlicht war. Im Vergleich zum Positionspapier der DGK nahm die Expertengruppe Vereinfachungen bei den Empfehlungen zur Fahreignung vor. So wurden alle Berufsfahrer (Taxi, Bus) gleich behandelt. Eine mehrfach abgestufte Einschätzung der linksventrikulären Funktion nach Myokardinfarkt, wie im Positionspapier der DGK beschrieben, wurde nicht vorgenommen. Eine für die Vorschriften relevante Einschränkung der Herzleistung wurde durch eine linksventrikuläre Auswurffraktion (LVEF) <35 % definiert. Nachdem die Bund-Länder-Kommission die neuen Empfehlungen zur Fahreignung angenommen und das Bundesministerium für Verkehr die Anlage 4 der Fahrerlaubnisverordnung aktualisiert hatte, liegen seit Ende 2016 behördlich vorgeschriebene, allgemein gültige Empfehlungen zur Fahreignung bei Herz-Kreislauf-Erkrankungen vor, die in der aktuellen Version anzuwenden sind. Das Positionspapier der DGK hatte wesentlichen Einfluss auf die Empfehlungen der Expertengruppe der Europäischen Union, bei der aktuellen Begutachtung von Patienten mit Herz-Kreislauf-Erkrankungen spielt es aber keine Rolle mehr.

2. Aktueller Stand zur Begutachtung der Fahreignung bei kardiovaskulären Erkrankungen

Für die Begutachtung der Fahreignung bei kardiovaskulären Erkrankungen sind die aktuellen behördlichen Vorgaben maßgeblich (zurzeit Anlage 4 der FeV vom 10.12.2020 und Begutachtungsleitlinien zur Kraftfahreignung, BASt 2022 vom 01.06.2022, Literatur [1] und [6]. Sie werden im Folgenden in Tabellenform dargestellt. Die Tabellen fassen die wesentlichen Verordnungen und Empfehlungen zusammen; weitere Details sind ggf. in der Begutachtungsleitlinie der Bundesanstalt für Straßenwesen oder in dem Bericht der Expertengruppe der Europäischen Union nachzulesen [3].

Tabelle 1: Zusammenfassung der gesetzlichen Vorschriften der Fahrerlaubnisverordnung (FeV) zur Fahreignung vom Dezember 2020 [1]

Tabelle 2: Fahreignung bei Schrittmacher/implantiertem Defibrillator (ICD)

Tabelle 3: Fahreignung bei Synkopen

Tabelle 4: Fahreignung beim akuten Koronarsyndrom (ACS) und bei stabiler koronarer Herzkrankheit (KHK)

Tabelle 5: Fahreignung bei bradykarden Arrhythmien

Tabelle 6: Fahreignung bei tachykarden supraventrikulären Arrhythmien

Tabelle 7: Fahreignung bei ventrikulären Arrhythmien

Tabelle 8: Fahreignung bei weiteren kardiovaskulären Erkrankungen (u. a. Z. n. Herztransplantation, Herzklappenerkrankungen, Ionenkanalerkrankungen)

3. Praktische Konsequenzen und Zusammenfassung

Der behandelnde Arzt ist verpflichtet, seinen Patienten über eine fehlende Fahreignung zu informieren und dies zu dokumentieren. Zur Beurteilung der Fahreignung bei Herz-Kreislauf-Erkrankungen sind aktuell die Anlage 4 der Fahrerlaubnisverordnung vom 10.12.2020 und die Leitlinien der Bundesanstalt für Straßenwesen vom 01.06.2022 anzuwenden. Dabei kann von der Anlage 4 der Fahrerlaubnisverordnung und den Leitlinien der Bundesanstalt für Straßenwesen nur in gut begründeten Einzelfällen abgewichen werden. Die Einschätzung der Fahreignung hat immer individuell zu erfolgen, um erschwerende (z.B. mehrere fahreignungsrelevante Erkrankungen) oder erleichternde Bedingungen (z.B. geringere Fahrzeiten) berücksichtigen zu können. Bei den Fahrzeugführern wird zwischen Privatfahrern (Gruppe 1-Fahrer) und Berufsfahrern (Gruppe 2-Fahrer) unterschieden. Privatfahrer fahren üblicherweise ein Fahrzeug bis 3,5 Tonnen Gesamtmasse mit maximal 8 Sitzen 30–60 Minuten pro Tag. Berufsfahrer führen Fahrzeuge etwa 8 Stunden am Tag mit einer Gesamtmasse >3,5 Tonnen oder sind im gewerblichen Personentransport (Taxi, Bus, Krankenwagenfahrer) tätig. Den Empfehlungen zur Fahreignung liegen Vorgaben einer Expertengruppe der Europäischen Union zu Grunde, die bei der Risikoeinschätzung die „risk of harm"-Formel der Kanadischen Gesellschaft für Kardiologie modifiziert angewendet hat. Bei üblicher Fahrzeit wird von fehlender Fahreignung ausgegangen, wenn für Privatfahrer eine Wahrscheinlichkeit für einen plötzlichen Kontrollverlust von mehr als 20–40 % pro Jahr und für Berufsfahrer von mehr als 2 % pro Jahr angenommen wird.

4. Literatur

1. Fünfzehnte Verordnung zur Änderung der Fahrerlaubnis-Verordnung (FeV) und anderer straßenverkehrsrechtlicher Vorschriften vom 18.03.2022. Anlage 4 FeV vom 10.12.2020.
   https://www.fahrerlaubnisrecht.de/FeV%20neu/Anlage%20FeV/Anlage%2004.pdf

2. Simpson C, Dorian P, Gupta A, et al. 2004. Assessment of the cardiac patient for fitness to drive: Drive subgroup executive summary. Can J Cardiol 20;1314-1320
   Im Volltext zugänglich unter: https://ccs.ca/app/uploads/2020/12/DF_CC_2003_ES.pdf

3. Vijgen J for the European Expert Group. 2013. New Standards for driving and cardiovascular diseases, Brüssel.
   https://road-safety.transport.ec.europa.eu/system/files/2021-07/driving_and_cardiovascular_disease_final.pdf

4. Klein HH, Krämer A, Pieske BM, Trappe H-J, de Vries H. Fahreignung bei kardiovaskulären Erkrankungen. Kardiologe 2010;4:441-473

5. Lewrenz H, Jagow FJ, Eggersmann A, et al. 2000. Bundesanstalt für Straßenwesen: Begutachtungsleitlinien zur Kraftfahrereignung. Berichte der Bundesanstalt für Straßenwesen, Mensch und Sicherheit, Heft M 115, Wirtschaftsverlag NW, Verlag für neue Wissenschaft GmbH, Postfach 101110, 27511 Bremerhaven

6. Graecmann N, Albrecht M. Begutachtsleitlinien zur Kraftfahreignung, 01.06.2022.
   https://bast.opus.hbz-nrw.de/frontdoor/index/index/docId/2664

7. Eckardt, L., Könemann, H., Bosch, R. et al. Kommentar zu den Leitlinien 2022 der ESC zu ventrikulären Arrhythmien und Prävention des plötzlichen Herztodes. Kardiologie (2023) 17, 27-38

8. von Scheidt, W., Bosch, R., Klingenheben, T. et al. Kommentar zu den Leitlinien (2018) der European Society of Cardiology (ESC) zur Diagnostik und Therapie von Synkopen. Kardiologe 13, 131-137 (2019)

9. 2022 ESC Guidelines for the management of patients with ventricular arrhythmias and the prevention of sudden cardiac death. Euro Heart J 43: 3997-4126. doi.org/10.1093/eurheartj/ehac262

Herzrhythmusstörungen mit anfallsweiser Bewusstseinstrübung oder
Bewusstlosigkeit

Nach erfolgreicher Behandlung durch Arzneimittel, Ablation* oder Schrittmacher

Hypertonie
(zu hoher Blutdruck)
Erhöhter Blutdruck mit zerebraler Symptomatik und/oder Sehstörungen

Blutdruckwerte >180 mmHg systolisch und/oder >110 mmHg diastolisch

Hypotonie (zu niedriger Blutdruck)
in der Regel kein Krankheitswert

Akutes Koronarsyndrom (Herzinfarkt)
LVEF >35 %

LVEF ≤35 % oder akute dekompensierte Herzinsuffizienz im Rahmen eines
akuten Herzinfarktes

* Aus Sicht der DGK sollte unter Berücksichtigung des aktuellen wissenschaftlichen Kenntnis-
standes diese Therapiemöglichkeit ergänzt werden.

...erordnung (FeV) zur Fahreignung vom Dezember 2020 [1]	
Fahrer der Gruppe 1 (Privatfahrer) Fahreignung ja/nein	**Fahrer der Gruppe 2 (Berufsfahrer) Fahreignung ja/nein**
Nein	Nein
Ja – kardiologische Untersuchung und Kontrollen gemäß Begutachtungsleitlinien	Ja – kardiologische Untersuchung und Kontrollen gemäß Begutachtungsleitlinien
Nein	Nein
In der Regel ja, fachärztliche Untersuchung; Regelmäßige ärztliche Kontrolle	Einzelfallentscheidung, fachärztliche Untersuchung; Regelmäßige ärztliche Kontrolle
Ja	Ja
Ja, bei komplikationslosem Verlauf; Kardiologische Untersuchung	Fahreignung kann 6 Wochen nach dem Ereignis gegeben sein; Kardiologische Untersuchung
Fahreignung kann 4 Wochen nach dem Ereignis gegeben sein; Kardiologische Untersuchung	In der Regel nein; Kardiologische Untersuchung

Herzinsuffizienz durch angeborene oder erworbene Herzfehler oder sonstige Ursache

NYHA I (Herzerkrankung ohne körperliche Limitation)

NYHA II (leichte Einschränkung der körperlichen Leistungsfähigkeit)

NYHA III (Beschwerden bei geringer Belastung)

NYHA IV (Beschwerden in Ruhe)

Periphere arterielle Verschlusskrankheit

> bei Ruheschmerz

> nach Intervention

> nach Operation

Aortenaneurysma, asymptomatisch

Aortenaneurysma nach erfolgreicher Operation/Intervention

LVEF = linksventrikuläre Auswurffraktion, NYHA = Klassifikation der New York Heart Association, Ja = es besteht Fahreignung, Nein = es besteht keine Fahreignung
* Aus Sicht der DGK ist dieser Zeitraum individuell festzulegen.

Fahrer der Gruppe 1 (Privatfahrer) Fahreignung ja/nein	Fahrer der Gruppe 2 (Berufsfahrer) Fahreignung ja/nein
Ja, fachärztliche Untersuchung	Ja, wenn LVEF >35 %, fachärztliche Untersuchung; Jährliche kardiologische Kontrolluntersuchungen
Ja, fachärztliche Untersuchung	Ja, wenn LVEF >35 %, fachärztliche Untersuchung; Jährliche kardiologische Kontrolluntersuchungen
Ja (wenn stabil), fachärztliche Untersuchung	Nein
Nein	Nein
Nein	Nein
Fahreignung nach 24 Stunden*	Fahreignung nach einer Woche*; fachärztliche Untersuchung
Fahreignung nach einer Woche*	Fahreignung nach vier Wochen*; fachärztliche Untersuchung
Keine Einschränkung; fachärztliche Untersuchung	Keine Einschränkung bei einem Aortendurchmesser bis 5,5 cm. Keine Fahreignung bei einem Aortendurchmesser >5,5 cm. Fachärztliche (internistische/chirurgische) Untersuchung und Kontrolle des Aneurysmadurchmessers
Fahreignung 2–4 Wochen* nach dem Eingriff, fachärztliche Untersuchung	Fahreignung 3 Monate* nach dem Eingriff, fachärztliche (internistische/chirurgische) Untersuchung

Tabelle 2: Fahreignung bei Herzschrittmacher (SM)/implantiertem Defibrillat...
Maßnahme

Z.n. Schrittmacherimplantation oder Schrittmacherwechsel

ICD

Primärprävention

Sekundärprävention

Nach adäquatem Schock

Nach inadäquatem Schock

Nach Aggregatwechsel

Nach Sondenwechsel

Rezidivierende Kammertachykardien

* Aus Sicht der DGK ist dieser Zeitraum individuell festzulegen.

Fahrer der Gruppe 1 (Privatfahrer)	Fahrer der Gruppe 2 (Berufsfahrer)
Fahreignung bei adäquater Schrittmacherfunktion; Regelmäßige kardiologische Kontrolluntersuchungen	Fahreignung nach 1 Woche* Bei Schrittmacherabhängigkeit, Synkopen in der Anamnese oder Elektrodenwechsel Fahreignung nach 4 Wochen* Nachweis adäquater Schrittmacherfunktion Regelmäßige kardiologische Kontrolluntersuchungen
Regelmäßige kardiologische Kontrollen mit ICD-Überprüfung	
Fahreignung nach 1–2 Wochen*; Bei ICD-Ablehnung besteht üblicherweise Fahreignung	In der Regel nicht geeignet
Fahreignung frühestens nach 3 Monaten bei adäquater ICD-Funktion; Bei ICD-Ablehnung Fahreignung frühestens nach 3 Monaten	In der Regel nicht geeignet
In der Regel Fahreignung nach 3 Monaten	In der Regel nicht geeignet
Fahreignung nach Beseitigung der zugrunde liegenden Ursache	In der Regel nicht geeignet
Fahreignung nach 1–2 Wochen*	In der Regel nicht geeignet
Fahreignung nach 1–2 Wochen*	In der Regel nicht geeignet
Einzelfallbeurteilung; Kardiologische/rhythmologische Untersuchung	In der Regel nicht geeignet

Tabelle 3: Fahreignung bei Synkopen

	Fahrer der Gruppe 1 (Privatfahrer)	Fahrer der Gruppe 2 (Berufsfahrer)
Nach erster Synkope	Keine Einschränkung, wenn kein Hinweis auf sehr hohes Rezidivrisiko	Keine Einschränkung, wenn kein Hinweis auf sehr hohes Rezidivrisiko
Wiederholte (unklare) Synkope	Erneute Diagnostik; Fahreignung frühestens nach 6 Monaten*; Ausnahmebedingungen siehe Empfehlungen für Fahrer der Gruppe 2; Einzelfallbeurteilung	In der Regel keine Fahreignung; Bei rezidivierender Synkope mit geringem Risiko für Auftreten am Steuer kann Fahreignung bestehen; Bei sicherer Verhinderung erneuter Synkopen kann Fahreignung bestehen; Einzelfallbeurteilung

* Aus Sicht der DGK ist dieser Zeitraum individuell festzulegen. Für Details siehe auch Klein et al. Positionspapier Fahreignung bei kardiovaskulären Erkrankungen. Der Kardiologe 2010: 4:441-473.

Tabelle 4: Fahreignung beim akuten Koronarsyndrom (ACS) und bei stabiler koronarer Herzkrankheit (KHK)		
	Fahrer der Gruppe 1 (Privatfahrer)	**Fahrer der Gruppe 2 (Berufsfahrer)**
Akutes Koronarsyndrom (Herzinfarkt)	Nach komplikationslosem Verlauf (LVEF >35%) ist Fahreignung gegeben; Bei einer LVEF ≤35% oder bei akuter dekompensierter Herzinsuffizienz im Rahmen eines akuten Infarktes kann die Fahreignung nach 4 Wochen* gegeben sein; Kardiologische Untersuchung	Bei LVEF >35% kann die Fahreignung nach 6 Wochen gegeben sein; Bei einer LVEF ≤35% keine Fahreignung; Kardiologische Untersuchung; Einzelfallbeurteilung mit eventuellen Auflagen
Stabile Angina pectoris	Keine Einschränkung; Kardiologische Untersuchung	Bei symptomatischer Angina auf niedriger Belastungsstufe keine Fahreignung
Nach PCI	Keine Einschränkung nach PCI und gutem klinischen Ergebnis	Fahreignung 4 Wochen* bei gutem klinischem Ergebnis und fachärztlicher Untersuchung; Jährliche fachärztliche Kontrolluntersuchungen
Koronare Bypassoperation	Fahreignung nach 2–4 Wochen* und fachärztlicher Untersuchung	Fahreignung nach 3 Monaten*; Bei kompliziertem postoperativen Verlauf, Einzelfallbeurteilung; Kardiologische Untersuchung

LVEF = linksventrikuläre Auswurffraktion
* Aus Sicht der DGK ist dieser Zeitraum individuell festzulegen.

Tabelle 5: Fahreignung bei bradykarden Arrhythmien

Synkope, die auf weiterhin vorhandene Bradykardie zurückzuführen ist

Bradykardie-bedingte Synkope nach effektiver Behandlung (z. B. Schrittmacher)

AV-Block II (Mobitz)
> ohne Synkope

> mit Synkope

AV-Block III (angeboren)

AV-Block III (erworben)

Linksschenkelblock/Rechtsschenkelblock/Hemiblöcke ohne Synkopen

Bifaszikuläre Blockbilder mit Synkope

AV = atrioventrikular, SM = Schrittmacher

Fahrer der Gruppe 1 (Privatfahrer)	Fahrer der Gruppe 2 (Berufsfahrer)
Keine Fahreignung	Keine Fahreignung
Fahreignung gegeben (Auflagen siehe Herzschrittmacher)	Fahreignung möglich (Auflagen siehe Herzschrittmacher)
Fahreignung	Nicht geeignet bis SM-Therapie
Nicht geeignet bis effektive Therapie, in der Regel SM	Nicht geeignet bis effektive Therapie, in der Regel SM
Keine Einschränkung, solange keine Synkope und keine SM-Indikation vorliegt	Fahreignung nur nach SM-Therapie
Nicht geeignet bis effektive Therapie, in der Regel SM; Kardiologische Nachuntersuchung	nicht geeignet bis effektive Therapie, in der Regel SM; Kardiologische Nachuntersuchung
Keine Einschränkung	Keine Einschränkung
Nicht geeignet bis effektive Therapie, in der Regel SM	Nicht geeignet bis effektive Therapie, in der Regel SM

Tabelle 6: Fahreignung bei tachykarden supraventrikulären Arrhythmien

	Fahrer der Gruppe 1 (Privatfahrer)	Fahrer der Gruppe 2 (Berufsfahrer)
Synkope, die auf nicht behandelte, noch vorhandene Tachykardie zurückzuführen ist	Keine Fahreignung	Keine Fahreignung
AV-Knoten-Reentry-Tachykardie/ektope atriale Tachykardie, asymptomatische Präexzitation und WPW-Syndrom		
› ohne Synkope/Präsynkope	Keine Einschränkung	Keine Einschränkung
› mit Synkope/Präsynkope	Geeignet nach effektiver Therapie; Kardiologische Nachuntersuchung	Geeignet nach effektiver Therapie; Kardiologische Nachuntersuchung
Vorhofflimmern/-flattern ohne Synkope/Präsynkope	Keine Einschränkung	Keine Einschränkung
Vorhofflimmern/-flattern mit Synkope/Präsynkope	Geeignet nach effektiver Therapie	Geeignet nach effektiver Therapie; Kardiologische Nachuntersuchung

AV = atrioventrikular, WPW = Wolff-Parkinson-White

Tabelle 7: Fahreignung bei ventrikulären Arrhythmien

	Fahrer der Gruppe 1 (Privatfahrer)	Fahrer der Gruppe 2 (Berufsfahrer)
Ventrikuläre Extrasystolen	Keine Einschränkung	Keine Einschränkung
Nicht-anhaltende Kammertachykardie (NSVT)	Ohne symptomatische Beeinträchtigung keine Einschränkung; Mit Symptomatik Einzelfallentscheidung; Bei Indikation für ICD gelten die ICD-Empfehlungen	Bei fehlender Symptomatik und monomorpher NSVT in der Regel fahrgeeignet; Bei polymorpher NSVT individuelle Entscheidung, kardiologische Nachuntersuchung; Bei Indikation für ICD gelten die ICD-Empfehlungen
Anhaltende Kammertachykardie mit oder ohne Synkope/Präsynkope	Fahreignung möglich, wenn Arrhythmie nach kardiologischer Beurteilung effektiv behandelt; Kardiologische Nachuntersuchung; Bei ICD-Indikation gelten die ICD-Empfehlungen	Fahreignung 3 Monate nach effektiver Arrhythmiekontrolle möglich*; Kardiologische Nachuntersuchung; Bei ICD-Indikation gelten die ICD-Empfehlungen
Kammerflimmern mit ICD-Indikation	siehe ICD Sekundärprävention *(Tabelle 2)*	siehe ICD Sekundärprävention *(Tabelle 2)*

*Hier sollte die Genese der Rhythmusstörung und die zugrunde liegende Herzerkrankung in die Beurteilung der Fahreignung einfließen. Aus Sicht der DGK ist dieser Zeitraum individuell festzulegen.

Tabelle 8: Fahreignung bei weiteren kardiovaskulären Erkrankungen	
	Fahrer der Gruppe 1 (Privatfahrer)
Z.n. Herztransplantation	Nach Rekonvaleszenz ist Fahreignung gegeben; Regelmäßige kardiologische/herzchirurgische Kontroller
Herzunterstützungssysteme	Die Fahreignung kann nach individueller kardiologischer/ herzchirurgischer Beurteilung gegeben sein
Herzklappenerkrankungen	Fahreignung bei NYHA I-III; Bei NYHA IV oder Synkopen Fahreignung erst nach erfolgreicher Behandlung; Nach Herzklappenoperation besteht nach Rekonvaleszen wieder Fahreignung; Kardiologische Untersuchungen
Angeborene Herzerkrankung	Individuelle Entscheidung, siehe Herzinsuffizienz in der Anlage 4 der FeV *(Tabelle 1* Bei ICD-Implantation gelten die entsprechenden Empfehlungen
Hypertrophe Kardiomyopathie	In der Regel Fahreignung; Nach Synkope besteht Fahreignung erst bei geringer Rezidivwahrscheinlichkeit; Die DGK empfiehlt die Hinzuziehung des HCM-Risk-SCD-Kalkulators und/oder die Evaluation eines Ereignisrekorders (ILR) [7-9]

* Aus Sicht der DGK ist dieser Zeitraum individuell festzulegen.

** Die DGK empfiehlt zur aktuelleren Einschätzung die Nutzung des HCM-Risk-SCD-Kalkulators [9].

\# Abweichend vom sonstigen deutschen Sprachgebrauch sind hierin auch Geschwister eingeschlossen.

Fahrer der Gruppe 2
(Berufsfahrer)

In der Regel keine Fahreignung;

Liegt die Herztransplantation länger als 5 Jahre* zurück, kann die Fahreignung eventuell mit Auflagen in Einzelfällen vorliegen;

Regelmäßige kardiologische/herzchirurgische Kontrollen

Keine Fahreignung

Keine Fahreignung bei LVEF ≤35 %, Symptomatik NYHA III/IV; darüber hinaus ist der Schweregrad des Vitiums individuell zu berücksichtigen;

Nach Herzklappenoperation besteht nach Rekonvaleszenz von 3 Monaten* wieder Fahreignung;

Kardiologische Untersuchungen

Individuelle Entscheidung,
siehe Herzinsuffizienz in der Anlage 4 der FeV *(Tabelle 1)*;

Bei ICD-Implantation gelten die entsprechenden Empfehlungen

Fahreignung, wenn keine Synkope in der Anamnese;

Keine Fahreignung, wenn zwei der vier Bedingungen vorliegen**:
> linksventrikuläre Wanddicke >3 cm
> nicht anhaltende Kammertachykardie
> plötzlicher Herztod bei Verwandten 1. Grades[#]
> fehlende Blutdrucksteigerung bei Belastung;

Jährliche kardiologische Kontrolluntersuchung

Tabelle 8: Fahreignung bei weiteren kardiovaskulären Erkrankungen (Fortsetzung)	
	Fahrer der Gruppe 1 (Privatfahrer)
Long-QT-Syndrom	Asymptomatische Personen (u.a. Mutationsträger) sind fahrgeeignet;
	Die Fahreignung ist nicht gegeben bei Vorliegen von Synkopen, Torsade de Pointes-Tachykardien oder QTc >500 ms*;
	Nach erfolgreicher Therapie und kardiologischer Untersuchung kann Fahreignung bestehen
	Nach ICD-Implantation gelten die ICD-Empfehlungen
Brugada-Syndrom/ EKG	Fahreignung bei asymptomatischen Personen;
	Nach Synkopen *(Tabelle 3)*;
	Nach Überleben eines plötzlichen Herztodes ist die Fahreignung vor ICD-Versorgung nicht gegeben;
	Nach ICD-Implantation gelten die ICD-Empfehlungen
Sonstige Kardio-myopathien und Kanalopathien	In der Regel Fahreignung;
	Nach Synkopen *(Tabelle 3)* und Einzelfallbeurteilung;
	Bei Herzinsuffizienz siehe Herzinsuffizienz in der Anlage 4 der FeV *(Tabelle 1)*;
	Nach Implantation eines ICD gelten die ICD-Empfehlungen;
	Kardiologische Nachuntersuchungen
Arterielle Hypertonie	Keine Fahreignung bei zerebraler Symptomatik und/oder assoziierten Sehstörungen;
	Bei Behandlung des Bluthochdrucks sollte auf einen Kontrollverlust am Steuer durch Blutdruckabfall hingewiesen werden;
	Ärztliche Kontrolluntersuchungen

* Die DGK empfiehlt zur aktuelleren Einschätzung das Hinzuziehen des 1-2-3 LQTS Risk Calculator [9].

Asymptomatische Personen, die nie eine QTc >500 ms hatten, sind fahrgeeignet*;

Keine Fahreignung bei Anamnese von Synkopen, Torsade de Pointes-Tachykardien, QTc >500 ms*;

Nach ICD-Implantation gelten die ICD-Empfehlungen

Fahreignung bei asymptomatischen Personen;

Nach Synkopen oder überlebtem plötzlichen Herztod in der Regel keine Fahreignung und Einzelfallbeurteilung;

Nach ICD-Implantation gelten die ICD-Empfehlungen

Fahreignung bei asymptomatischen Personen;

Nach Synkopen oder überlebtem plötzlichen Herztod in der Regel keine Fahreignung und Einzelfallbeurteilung;

Bei Herzinsuffizienz siehe Herzinsuffizienz in der Anlage 4 der FeV (*Tabelle 1*);

Nach Implantation eines ICD gelten die ICD-Empfehlungen;

Kardiologische Nachuntersuchungen

Keine Fahreignung bei zerebraler Symptomatik und/oder assoziierten Sehstörungen;

Systolische Blutdruckwerte >180 mmHg und/oder diastolische Blutdruckwerte >110 mmHg können die Fahreignung in Frage stellen;

Bei Behandlung des Blutdrucks sollte auf einen Kontrollverlust am Steuer durch Blutdruckabfall hingewiesen werden;

Ärztliche Kontrolluntersuchungen

Notizen: